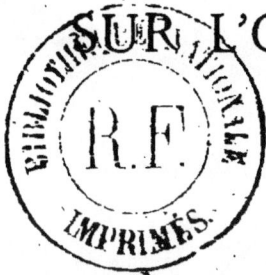

SUR L'ORGANISATION

DE

L'HYGIÈNE PUBLIQUE EN FRANCE

A propos du Mémoire de M. Monod, préfet du Calvados

PAR

Le Dr G. DROUINEAU

Secrétaire du Conseil central d'Hygiène et de Salubrité de la Charente-Inférieure.

Extrait de la REVUE SANITAIRE DE BORDEAUX & DU SUD-OUEST

BORDEAUX

IMPRIMERIE NOUVELLE A. BELLIER & Cie

16 — RUE CABIROL — 16

1885

SUR L'ORGANISATION

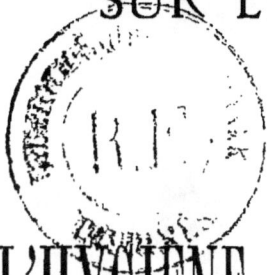

DE

L'HYGIÈNE PUBLIQUE EN FRANCE

A propos du Mémoire de M. Monod, préfet du Calvados

PAR

Le Dr G. DROUINEAU

Secrétaire du Conseil central d'Hygiène et de Salubrité de la Charente-Inférieure.

Extrait de la REVUE SANITAIRE DE BORDEAUX & DU SUD-OUEST

BORDEAUX

IMPRIMERIE NOUVELLE A. BELLIER & Cie

16 — RUE CABIROL — 16

1885

SUR L'ORGANISATION

DE

L'HYGIÈNE PUBLIQUE EN FRANCE

A propos du Mémoire de M. Monod, préfet du Calvados

M. Monod, préfet du Calvados, vient de publier un travail de longue haleine, consciencieusement fait, sur l'organisation de la médecine publique en France. Il présenta ce mémoire au Conseil d'hygiène de son département, après avoir visité l'Exposition d'hygiène de Londres, recueilli sur place bien des documents et étudié avec soin, pour les compléter, l'important ouvrage de notre collègue et ami, le Dr A.-J. Martin.

Voilà un fait bien rare dans les annales de nos Conseils d'hygiène et tellement peu en harmonie avec les habitudes administratives courantes, qu'il va certainement étonner et surprendre le monde administratif, en même temps qu'il va combler de joie les hygiénistes et les Conseils d'hygiène. Et à cela plusieurs raisons. D'abord, le travail de M. Monod est en lui-même fort remarquable, témoignant d'une connaissance profonde du sujet ; par cela seul, il ne saurait passer inaperçu et ne manquera pas d'attirer l'attention de tous ceux qui s'intéressent à cette grosse question de l'organisation de la médecine publique. Ensuite, il émane d'un préfet, et jusqu'ici l'Administration avait témoigné, en général, une tiédeur telle pour nos institutions sanitaires que le zèle déployé par M. Monod pour leur amélioration en paraît plus saisissant et plus méritoire.

Mais ce qui va encore donner au travail de M. Monod un véritable retentissement : c'est l'intelligente intervention du Conseil départemental du Calvados, qui a demandé, avant de formuler son opinion sur les conclusions du mémoire de M. le Préfet, que ce travail fût imprimé, envoyé aux Conseils départementaux d'hygiène et à toutes les personnes en situation de donner un avis utile sur les questions qui y sont traitées.

Le Conseil départemental du Calvados ne pouvait avoir une meilleure inspiration et je regrette seulement que tous les Conseils d'hygiène d'arrondissement n'aient pu être aussi consultés. Il y a longtemps que je songeais à une grande manifestation de tous les Conseils d'hygiène de France sur cette question de l'organisation de la médecine publique; mais je ne pouvais la tenter, ayant, il y a deux ans déjà, fait connaître un projet d'organisation départementale de la médecine publique. On m'eût accusé de faiblesse paternelle, et j'aurais paru prêcher *pro domo mea;* c'eût été cependant loin de ma pensée, car si je crois mes idées justes et bonnes, ce qui est un péché commun, et si je les défends, chose excusable, je n'en suis pas à penser que le salut n'est que là; et peu m'importe, en vérité, que mon projet soit accepté en totalité ou en partie, pourvu que le principe de l'organisation sorte victorieux de la discussion et que l'on passe vite de la période d'incubation et de vœux stériles dans laquelle nous végétons depuis longtemps pour entrer, enfin, dans la phase d'action et de manifestation réelles. Voilà, avant tout, ce que je demande et ce qu'il importe d'obtenir pour le bien de notre pays.

Donc, ce que je ne pouvais faire, quoique le désirant, M. Monod l'accomplit aujourd'hui avec l'autorité que lui donne sa haute position et l'appui de son Conseil départemental, et nous allons voir, enfin, les Conseils d'hygiène manifestant leurs désirs, librement; et d'ici peu, nous avons la conviction que M. Monod aura récolté une telle moisson d'adhésions qu'il pourra, sans crainte, apporter au Ministère un dossier imposant et complet qu'il sera difficile de mettre au panier comme on a fait jadis des doléances de quelques Conseils d'hygiène et de leurs légitimes revendications.

L'heureuse initiative de M. Monod et l'intelligente intervention du Conseil du Calvados sont donc en ce moment très utiles à la cause de l'organisation de la médecine publique, et il semble qu'il n'y ait qu'à laisser maintenant les choses suivre leur cours et à en attendre l'issue. Mais cette consultation publique et étendue, dont j'apprécie tous les avantages, m'a paru, dans les conditions où elle est présentée, avoir quelques inconvénients sur lesquels il fallait s'expliquer dans l'intérêt même de la cause que nous défendons, M. Monod et moi. C'est ce qui justifie mon intervention publique, par la voie de la presse, en même temps que cela me permet de faire connaître les points principaux de cet important travail, que j'ai examiné avec le plus grand soin.

Le mémoire de M. Monod comprend deux parties distinctes: dans la première il examine les institutions sanitaires de l'Italie, la Belgique, l'Angleterre, les États-Unis et il a très heureusement mis en relief les côtés saillants de l'organisation de chacun de ces pays. Avec les documents qu'il a recueillis en Angleterre et avec le beau livre du Dr Martin, M. Monod a pu donner, à ceux qui les ignoraient, une idée fort exacte des progrès accomplis dans quelques pays voisins du nôtre. Toute cette partie est donc à lire et la seule, conclusion à en tirer est que nous ne sommes pas dans les mêmes conditions que nos voisins et qu'il faut les imiter en tout ou en partie.

Dans la seconde partie de son travail, celle qui évidemment est pour nous la plus captivante, M. Monod pose les bases de notre future Administration Sanitaire et en examine les points essentiels. Il nous présente ses idées personnelles, ne tenant nul compte des travaux antérieurs sur le sujet, bien que quelques-uns soient déjà connus et aient été l'objet d'examens sérieux. Il n'a pas déblayé le terrain par une discussion générale, ni songé à nous donner, comme on le fait ordinairement, l'état actuel de la question. Il y a là, évidemment, de la part de M. Monod, chose voulue, intention manifeste, car il a trop étudié la question pour ignorer ce qui la touche, et il en donne, chemin faisant, des preuves irrécusables en citant les efforts de la Société de Médecine publique et de quelques-uns de ses membres.

Il semble donc vouloir reculer la question d'organisation, comme si elle n'avait encore fait aucun pas, et appeler sur elle la controverse en sollicitant le zèle de tous ceux qui peuvent avoir quelques idées à émettre sur ce sujet. C'est là ce qui m'a paru dangereux et ce qui m'a poussé à intervenir près de ceux-là même auxquels s'adressent M. Monod et le Conseil départemental du Calvados.

Nous ne pouvons pas, en effet, considérer aujourd'hui l'organisation de la médecine publique comme un terrain vague que chacun peut venir un peu déblayer en travaillant à sa façon. L'idée a fait son chemin, et on ne l'ignore pas dans le Calvados puisque le Conseil général en ajournant, en août 1883, les propositions de M. Monod, basait sa détermination sur cette considération que : *la question de l'organisation de la médecine publique en France est aujourd'hui l'objet d'études aux Ministères de l'Intérieur et du Commerce, et qu'il paraît sage d'attendre le résultat de ces études avant de procéder à une nouvelle organisation locale.*

Je ne discute pas, bien entendu, les décisions du Conseil général, mais le fait était exact ; et à cette date, les Ministères cités étaient déjà saisis des documents nombreux émanés de la Société de médecine publique, de rapports circonstanciés sur la question, et aussi des vœux partis des Congrès internationaux d'hygiène et de diverses sociétés savantes. Disons même, pour plus de précision, que la base de tout ce travail, le principe de cette organisation, étaient renfermés dans la formule suivante, présentée au Congrès de Turin par M. Vidal et acceptée par tous : *Le Congrès émet le vœu que, dans chaque gouvernement, on organise un centre directeur de la santé publique, que ce centre ne soit pas soumis aux fluctuations de la politique, qu'il soit autonome, compétent, dépendant de l'assemblée nationale, avec un budget spécial* (1). C'est, partant de ce principe, que M. le Dr Martin a précisé ce que devait être l'organisation centrale comprenant les services d'assistance et d'hygiène publique, et que de mon côté j'ai cherché à faire une organisation départementale y répondant.

Voilà actuellement le terrain sur lequel on s'agite et dont il est difficile de sortir. Et à la vérité, M. Monod ne s'en écarte guère non plus et il est facile de le prouver.

L'organisation que propose M. Monod a comme caractères principaux : 1° une organisation centrale, avec un Comité consultatif national ; 2° une organisation départementale avec le Conseil départemental d'hygiène. Ce sont là des bases admises par tous. Mais M. Monod se prononce nettement sur certains côtés de l'organisation centrale : *Il est nécessaire*, dit-il, *de centraliser en France, entre les mains d'une autorité unique, tous les services qui touchent à la santé et à l'hygiène publique. Cette autorité doit être une direction et non un ministère de la santé publique. Cette direction doit dépendre du ministère de l'Intérieur.*

M. Monod dit carrément que cette direction doit être à l'Intérieur ; cette affirmation d'un homme si compétent dans les questions administratives est pour nous d'un grand poids. Jusqu'ici nous avions, il faut le confesser, laissé de côté tout rattachement au Ministère ; M. Monod avance la question et je ne crois pas qu'on puisse trouver à reprendre à sa démonstration ; il a voulu être précis sur ce point et il a examiné toutes les faces de la question. Il est évident que tout le monde demeurera d'accord avec lui pour accepter l'Intérieur comme le ministère auquel doit être rattachée la direction de la santé publique.

Mais quand il s'agit d'organisation départementale, M. Monod est moins heureux et surtout moins net, et là il n'avance pas du tout la question.

Il dit ceci : *Le Préfet de chaque département devra être*

(1) Ce vœu a été renouvelé chaque fois aux Congrès de Genève 1882, et de La Haye 1884.

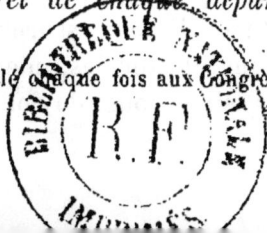

assisté d'un Conseil départemental d'hygiène. Puis il expliqu comment serait constitué le Conseil départemental, la par qu'y pourrait apporter le principe électif, comment serai partagé le département en circonscriptions avec des Commis sions consultatives, les privilèges des membres du Conseil e des Commissions, etc.

Il y a là, on le voit, à côté de principes organiques, de questions nombreuses de détails relativement peu impor tants. C'est là, aussi, que me semble sérieux l'inconvénien de la consultation publique. On va se perdre dans les détails ; peut-être ne sera-t-on pas d'accord sur tous et on oubliera probablement de se prononcer sur le point capital : le principe organique. C'est tout le contraire qu'il faut faire.

Voyons la chose d'un peu près : elle en vaut la peine.

Avec l'organisation de M. Monod, nous trouvons en résumé, dans l'organisation centrale, une Direction et un Comité natio- nal consultatif; dans l'organisation départementale: le Préfet et le Conseil d'hygiène. M. Monod, oubliant, volontairement ou non, le chemin parcouru par ses devanciers, néglige les qualités particulières demandées à l'organisation, je dirai même la qualité fondamentale, la *compétence*. Il fait une organisation purement administrative; en haut : direction ministérielle, en bas : préfet; et nulle part il n'ajoute la *compé- tence.* C'est le seul point, où nous ne pouvons pas être d'accord avec M. Monod, et sur ce terrain, il nous paraît difficile de faire des concessions. Certes, nous aurions mauvaise grâce à discuter la question, si nous n'avions en face de nous que M. Monod ou des préfets ayant comme lui une connaissance si complète des nécessités de la santé publique et le désir d'y apporter tous les soins désirables; disons même que dans de telles circonstances, nous ne la discuterions plus ; la cause serait gagnée et de tels hommes feraient plus pour l'hygiène que beaucoup de Directeurs départementaux, compétents et instruits.

Mais M. Monod peut-il répondre pour tous les préfets pré- sents et futurs? peut-il nous assurer que les orages politiques, les préoccupations électorales, n'empêcheront pas beaucoup de ses collègues, sinon tous, de donner à l'hygiène et à la santé publiques tous leurs soins? Et alors, plus rien, l'inertie recommence; les Conseils consultatifs redeviennent superflus et inutiles, et leur action est illusoire.

Ce n'est pas sans raison que nous avons indiqué, en acceptant la formule de M. Vidal, les conditions de la direction centrale; nous la demandons *autonome, compétente, étrangère aux fluctuations politiques*, et nous demandons qu'à cette Direction centrale, ainsi comprise, corresponde une Direction départementale ayant les mêmes qualités ou les mêmes attributs. L'organisation que nous voulons, s'explique par l'enseignement du passé dans notre pays et par ceux que nous puisons dans les organisations étrangères. M. Monod nous rappelle lui-même ces faits et M. Martin nous les a montrés encore plus explicitement. Aussi, il n'est plus permis de faire fausse route; *le progrès véritable est dans l'organisation compétente et non dans l'organisation administrative.*

C'est là le point essentiel de la consultation à demander; le reste viendra plus tard et les questions de détail se trancheront aisément, car beaucoup s'imposent. Il était donc important de s'arrêter un moment sur la question de principe et de l'éclaircir franchement.

Les autres sujets traités par M. Monod ne nous arrêteront pas longtemps. Il aborde, en effet, quelques points de législation sanitaire et il indique la vaccine, la salubrité des maisons, etc. Il a parfaitement raison sur ces points et notre législation sanitaire est si défectueuse, si incomplète, qu'elle est, on peut dire, à faire. Nous serons d'accord avec lui.

Enfin, vient en dernier lieu la question d'argent. M. Monod imagine la surtaxe sur l'alcool pour constituer le budget de la santé publique; convient-il de discuter cette question? Je ne crois pas que les Conseils d'hygiène aient qualité pour cela. Assurément, le budget est intéressant à examiner et tous ceux qui se sont occupés d'organisation ont été contraints d'aborder la question financière. Mais le Parlement aura plus que nous l'autorité nécessaire pour résoudre le problème, et en somme peu nous importe qu'il demande des ressources à une surtaxe sur l'alcool, à des centimes additionnels, à des droits spéciaux ou aux ressources mêmes du budget actuel, pourvu qu'il organise la médecine publique avec un budget suffisant pour bien fonctionner.

J'ai parcouru le travail de M. Monod dans toutes ses parties et en vérité, nous nous trouvons d'accord avec lui sur presque tous les points.

Il ne nous reste plus qu'à formuler nos conclusions. Mais avant tout, nous devons à M. Monod dont nous avons examiné le travail avec un soin scrupuleux et sur lequel nous nous sommes expliqué en toute franchise, la plus grande reconnaissance pour sa puissante coopération à l'œuvre d'organisation à laquelle nous travaillons depuis déjà longtemps. M. le Préfet du Calvados nous apporte aujourd'hui l'appui de son autorité, son talent d'écrivain, sa science administrative; il sera écouté et, chose plus importante encore, il saura convaincre les incrédules ou les hésitants, et il servira efficacement notre cause.

Nous ne saurions trop remercier M. Monod, et nous voudrions que chaque Conseil d'hygiène lui adressât, comme je le fais personnellement, un fort tribut d'hommage et de reconnaissance. Ce devoir rempli, il faudrait que les Conseils d'hygiène départementaux ou d'arrondissement, fissent savoir à M. Monod s'ils acceptent les principes d'une organisation de la médecine publique en France, principes qui seraient ainsi résumés et formulés :

1° Il est nécessaire de centraliser en France, entre les mains d'une autorité unique, tous les services qui touchent à la santé et à l'hygiène publiques. Cette autorité doit être une Direction, dépendant du Ministère de l'Intérieur.

Elle sera autonome, compétente, étrangère aux fluctuations politiques, avec un budget spécial.

2° A coté de la direction, sera placé un Conseil national technique.

3° Dans chaque département, sous l'autorité du Préfet, comme au Ministère la Direction centrale sous l'autorité du Ministre, une Direction compétente centralisera les services de la santé et de l'hygiène publiques.

4° Un Conseil départemental technique et des Commissions de circonscription ou d'arrondissement assisteront le Préfet et la direction.

5º Aussitôt l'organisation créée, un code sanitaire devra être préparé et soumis au parlement.

Nous demandons à nos collègues de faire connaître leur adhésion à ces conclusions générales et à les adresser à M. Monod. Nul, mieux que lui, ne pourra en tirer parti et mener à bonne fin l'œuvre commencée.